RÉFUTATION

RAISONNÉE

DE L'INSTRUMENT DU Dʀ. GUÉRIN,

DE BORDEAUX,

POUR L'OPÉRATION DE LA CATARACTE;

LETTRE A UN MÉDECIN,

AVEC UNE PLANCHE.

Par A. P. BANCAL,

MÉDECIN A BORDEAUX.

De la part de l'Auteur:

à M.

à

RÉFUTATION

RAISONNÉE

DE L'INSTRUMENT DU Dʳ. GUÉRIN,

DE BORDEAUX,

POUR L'OPÉRATION DE LA CATARACTE;

LETTRE A UN MÉDECIN,

AVEC UNE PLANCHE.

Par A. P. BANCAL,

MÉDECIN A BORDEAUX.

Il entre également dans le domaine de
la médecine de prévenir le mal dans l'intention de faire le bien.

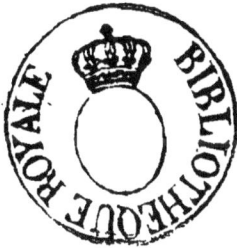

BORDEAUX.

IMPRIMERIE DE CH. LAWALLE NEVEU, LIBRAIRE,
ALLÉES DE TOURNY, Nº. 20.

1834.

RÉFUTATION

RAISONNÉE

DE L'INSTRUMENT DU Dʀ. GUÉRIN,

DE BORDEAUX,

POUR L'OPÉRATION DE LA CATARACTE.

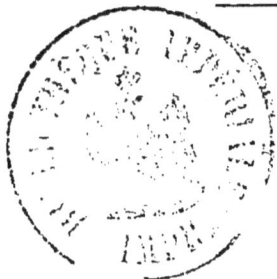

Bordeaux, le 30 mai 1831.

CHER AMI ET CONFRÈRE,

Le titre honorable de médecin, du moment qu'il nous a été conféré dans une faculté, nous a hautement prescrit l'obligation d'être utiles à la société par tous les moyens qui peuvent dépendre de nous. Or, il entre également dans le domaine de la médecine de prévenir le mal dans

1

l'intention de faire le bien. Tel sera l'esprit de la lettre que j'ai l'avantage de vous adresser, et que depuis long-temps vous m'avez demandée.

Pour exercer la haute chirurgie avec l'honneur qu'elle exige et le degré d'utilité que l'humanité est en droit d'en attendre, il importe que vous possédiez les qualités essentielles de l'opérateur, et ce ne sera point par des *subterfuges* de mécanique que vous suppléerez à leur privation. *Heister*, d'après *Celse*, nous a tracé le tableau de ces qualités (1) : « L'agilité du corps et la fermeté de l'esprit, ou le courage, sont des plus essentielles, comme *Celse* l'a très-bien exprimé dans le passage suivant (2) : « Le chirurgien doit être jeune, ou du moins peu avancé » en âge; il faut qu'il ait la main ferme, adroite, et ja- » mais tremblante; qu'il se serve de la gauche aussi bien » que de la droite; QU'IL AIT LA VUE CLAIRE ET PERÇANTE; » qu'il soit intrépide; que sa sensibilité soit telle, que » déterminé à guérir celui qui se met entre ses mains, et » sans être touché de ses cris, il ne se presse pas trop, » et ne coupe pas moins qu'il ne faut; mais qu'il fasse » son opération sans s'émouvoir, et comme si les plaintes » du patient ne faisaient aucune impression sur lui. »

(1) *Quelles sont les qualités d'un bon chirurgien ?*
HEISTER, Institutions de chirurgie, etc., 2 vol. in-4°., tom. Ier., § XXXVIII, p. 18.

(2) *Celse*, Traité de la médecine, livre VII, p. 385, traduct. de MM. Foulquier et Ratier; Paris, 1824.
De la chirurgie; de ceux qui s'y sont distingués; des qualités que doit avoir le chirurgien, et des matières contenues dans ce livre.

Dans mes lettres sur la Lithotritie, j'ai émis mon opinion sur la dextérité. Il n'est point hors d'à propos de vous la reproduire ici (1) : « La dextérité, » cette qualité si précieuse, pour ne pas dire si indispen- » sable en chirurgie, se perfectionne, s'accroît sans » doute par la pratique; mais ce n'est pas la pratique » seule, c'est la nature qui dispense ce talent ainsi que » tous les autres, et *l'on naît chirurgien comme l'on naît* » *poète.* On peut donc appliquer à celui qui voudrait » embrasser la pratique de la grande chirurgie, sans » posséder ce qu'on pourrait appeler l'*instinct* chirur- » gical, ce que le législateur du Parnasse adressait aux » mauvais poètes. »

Feu le docteur *Guérin,* qui a fourni une longue carrière dans notre ville, modifiant *la flamme allemande,* forma, vers la fin du dernier siècle, un ophthalmostate pour l'opé- ration de la cataracte par extraction. Au premier examen de cette invention, les savans de cette époque furent d'abord surpris qu'un chirurgien, d'ailleurs de grand mérite, voulût confier aux chances d'un instrument

(1) Manuel-pratique de la Lithotritie, ou Lettres à un jeune Méde- cin sur le broiement de la pierre dans la vessie, par A. P. BANCAL, médecin à Bordeaux; suivi d'un Rapport fait à l'Institut royal de France par MM. Percy, Chaussier, Deschamps, Pelletan et Magendie, en faveur de son nouvel instrument pour l'opération de la cataracte par extraction, et d'une lettre descriptive de la manière de pratiquer cette opération au moyen de cet instrument : orné du portrait de M. le pro- fesseur Dubois et d'un *fac simile* de son écriture. Paris, 1829, chez Baillière; Bordeaux, chez Lawalle, libraire.

mécanique l'exécution d'une des opérations les plus délicates et les plus difficiles de la chirurgie. Les bonnes
intentions de l'auteur furent louées, mais son instrument
fut exclus de la pratique des plus grands opérateurs,
l'expérience déposant journellement contre son emploi.

Malgré cette proscription universelle dans la science,
feu *Guérin* sut ici donner du crédit à son ophthalmostate
par l'ascendant que lui avait acquis une longue expérience, et par l'influence qu'il avait su gagner sur l'esprit
de ses confrères, surtout de ses disciples.

Si, lorsque ce vieillard respectable se traînait lentement
vers la tombe, j'eusse entrepris de réfuter mathémati-
quement son invention, je fusse sans doute venu troubler
la longue agonie de ce chirurgien, qui allait quitter la
vie avec l'illusion agréable d'avoir fait une chose utile
pour la science. Mais, vous le savez, Paul, j'ai toujours
professé pour la vieillesse trop de respect et trop de
vénération, pour porter de gaîté de cœur atteinte au
repos de ses pénibles et derniers momens.

Aujourd'hui ce chirurgien n'est plus; mes scrupules
ont cessé. Son invention appartient à l'histoire de l'art;
déjà tous les écrivains qui m'ont précédé l'ont élagué,
après un examen succinct, de la pratique chirurgicale. Je
dois à mon tour payer mon tribut à cette réfutation générale, surtout dans le pays où cette invention a pris
naissance, et où elle a acquis tant de crédit, dont elle jouit
peut-être encore en dépit de la raison, du bon sens et des
progrès dont la chirurgie s'est enrichie pour le soulage-

ment des infirmités humaines. Mêler ma faible voix à
celle de tous ces hommes célèbres qui prennent la mis-
sion difficile de propager les lumières, c'est m'associer
à leurs bonnes intentions, dans le but d'être utile au
public.

Une raison non moins obligatoire qui m'engage à faire
un examen sévère du dangereux instrument de *Guérin,*
c'est que la première société savante de l'Europe, l'Institut de France (1), a enhardi les efforts que j'ai faits
pour porter un nouveau degré de perfection à l'opération
de la cataracte, opération que j'ai si souvent pratiquée,
et qui tient à une branche de la médecine pratique de-
venue pour moi un sujet de méditation, de prédilection
et d'études spéciales dans l'exercice médical. Il est donc
de mon devoir de combattre tout ce qui peut préjudicier
à l'adoption de la méthode que j'ai perfectionnée, regar-
dée d'ailleurs comme la plus avantageuse pour ceux qui
doivent la pratiquer, et pour ceux qui cherchent à re-
couvrer la vue.

(1) « Nous sommes persuadés que, dans tous les cas où il y a né-
» cessité évidente de déchatonner, comme on dit, le cristallin, c'est-
» à-dire de le dégager de ses entraves, de diviser, d'ouvrir la capsule
» trop dense et trop ferme qui l'emprisonne, de détruire les adhérences
» qu'il a pu contracter, *nul instrument ne peut l'emporter sur celui*
» *de M. Bancal,* dont quelques essais faits à Paris ces jours derniers,
» et confirmatifs des résultats satisfaisans de ceux qui avaient eu lieu
» précédemment à Bordeaux, vont étendre et assurer l'usage. »

Voyez le rapport fait à l'Institut de France, par MM. Pelletan,
Deschamps, Chaussier, Magendie et Percy, dans mon Manuel-pratique
de la Lithotritie, p. 196.

Dans notre province, le nom de feu *Guérin* était devenu magique pour le traitement des maladies des yeux. Dans l'intérêt de mes concitoyens, il importe donc de les éclairer sur les imperfections du moyen que ce praticien a introduit dans la chirurgie locale. Ce moyen se trouve encore employé dans notre ville; mais il ne m'est pas permis d'apprécier et de signaler les raisons de cette pratique sans crainte de blesser personne, et certes ce n'est point mon intention. Si j'arrête votre main inexpérimentée dans l'application de cet instrument, je serai heureux d'avoir prévenu les maux que vous pourrez produire. C'est évidemment pour n'avoir pas assez réfléchi sur le mode d'action de l'ophthalmostate, que bien des personnes se sont laissé dominer dans leur opinion. Dans les grandes professions il est tant d'hommes qui ne pensent pas qu'il est nécessaire que quelques-uns pensent pour les autres. Je chercherai donc à bien vous exposer par démonstrations mathématiques le danger de l'instrument de *Guérin*, et à vous prouver *qu'on ne peut attribuer qu'au hasard* le très-petit nombre de succès dont on voudrait lui faire honneur.

Je vous écris cette lettre, mon ami, d'abord pour l'intérêt de la science, et pour éclairer ensuite le public souvent égaré dans la direction de sa confiance. Dans l'exercice de la médecine, je n'ai jamais prêté l'oreille à la voix des passions personnelles et des intérêts spéculatifs. Mon éducation médicale a su me soustraire à ces faiblesses malheureusement trop communes dans notre profession;

j'applaudis volontiers aux succès d'autrui, mais je ne saurai jamais répéter complaisamment : *ceci est bon parce qu'on me l'a dit ;* je ne fais pas si bon marché de mon sentiment : il faut convaincre ma raison avant de gagner mon opinion.

Lorsque la rivalité n'engendre que l'émulation, ses intentions honorables ont le droit d'être exprimées avec courage. La discussion ne doit pas ressembler à la dispute, dans laquelle le plus souvent les mouvemens tumultueux et saccadés des passions haineuses prennent la place des bonnes raisons. Jamais on n'aura à me reprocher cette faiblesse ; je respecte trop mon caractère pour m'égarer à ce point. La science aime à être éclairée du flambeau de la discussion. Un auteur peut commettre une erreur ; mais il est permis de ne pas être de son avis, de combattre même son opinion, ses moyens, sans toutefois porter atteinte à la considération légitime qu'il a acquise. Ce respect personnel est un droit sacré pour toute ame honnête et délicate. Je me plais à vous faire cette profession de foi, dans le cas où des esprits trop susceptibles viendraient à mal interpréter les intentions manifestées dans cet écrit.

Avant l'exposition des démonstrations par lesquelles je réfuterai l'ophthalmostate de *Guérin*, et afin de justifier les motifs qui me guident, examinons ensemble, je vous prie, les opinions que les auteurs les plus accrédités ont émises sur l'emploi de cet instrument. Ce seront autant d'échelons qui nous éleveront pour parler de plus haut le langage de la vérité.

Vous lirez dans l'ouvrage de M. *de Wenzel* (1) :

« M. *Guérin*, frère de Guérin, de Lyon, a fait hom-
» mage, il y a quelques années, à l'Académie de chi-
» rurgie de Paris (2), d'un instrument propre à faire
» l'opération de la cataracte. Cet instrument, assez dif-
» ficile à décrire, est en même temps ophthalmostate et
» bistouri. C'est, à proprement parler, *la flamme alle-*
» *mande avec laquelle on saigne,* qui a été arrangée
» pour pouvoir pratiquer la section de la cornée. Cet
» ophthalmostate est composé d'un manche plat ou boîte,
» en forme de parallélogramme, et semblable à celui de
» la flamme allemande. Ce manche renferme les ressorts
» qui doivent faire agir la branche, au bout de laquelle
» est le bistouri. Cette branche a la forme d'une S. Le
» bistouri qui doit inciser la cornée, et l'anneau d'or qui
» fait l'office d'ophthalmostate, sont appliqués sur la cor-
» née lorsqu'on détend le ressort.

» Le manche de cet ophthalmostate est formé de plu-
» sieurs plaques d'argent. Vers l'extrémité supérieure de
» cette espèce de manche, se trouve un anneau d'or,

(1) Manuel de l'oculiste, ou Dictionnaire ophthalmologique, etc.;
par *de Wenzel*. Paris, 1808; tom. Ier., p. 508.

(2) Pourquoi cette illustre Académie, qui était si empressée de re-
cueillir dans ces précieux mémoires les productions qu'elle jugeait
utiles au perfectionnement de l'art et à la guérison des infirmités de
l'homme, n'a-t-elle pas fait mention de cet instrument ?

» concave vers la face qui doit être appliquée sur la cor-
» née, et placée sur un plan courbé.

» La lame en forme de flamme est fort épaisse : elle
» est terminée par une tige courbe, longue et renfermée
» dans le manche. On peut arrêter la lame sur un des
» côtés du manche, au moyen d'un ressort à bascule
» qu'on détend lorsqu'on veut faire agir cette sorte de
» bistouri.

» La flamme, parcourant toute l'étendue de l'anneau
» d'or, doit percer de part en part, et couper seulement
» par en bas la portion de la cornée qui a été renfermée
» dans cet espace.

» La tige est recourbée vers son extrémité et près de la
» lame qui sert de bistouri. Cela était nécessaire pour
» qu'elle pût s'adapter à l'anneau d'or à une juste dis-
» tance.

» Il est facile d'imaginer qu'on a eu soin de placer
» cette flamme sur l'anneau qui fixe l'œil, pour qu'elle
» ne fût point dans le cas de blesser la caroncule lacry-
» male au moyen de sa pointe, et pour éviter cet acci-
» dent on a ajusté à cet anneau une petite plaque ou
» onglet d'or, qui a la forme et l'étendue du grand angle;
» de sorte que le bistouri ne dépasse point son extrémité
» lorsqu'il est dans son repos.

» Vers la partie inférieure du manche se trouve une
» vis qui tient à la tige, au bout de laquelle est le bis-
» touri, et qui, lorsqu'on la tourne, peut rapprocher plus
» ou moins la lame de l'anneau qui sert d'ophthalmostate.

» Pour se servir de cet instrument, on le prend comme
» une plume à écrire. Après avoir relevé la paupière
» supérieure et baissé l'inférieure, l'anneau est présenté
» à la cornée, et lorsque le segment de celle-ci y est
» engagé, le doigt index, appuyé sur la bascule, laisse au
» ressort la faculté de se détendre. La lame tranchante
» alors part, et coupe la cornée du petit au grand angle.

» Cet ophthalmostate est très-ingénieux, et a réellement
» de l'avantage sur beaucoup de ceux de cette espèce,
» *si on les admet dans cette partie de la chirurgie.* On
» peut lui reprocher un grand défaut cependant; *c'est*
» *la compression qu'il exerce sur le globe. Cette com-*
» *pression est beaucoup plus dangereuse qu'on ne le*
» *pense.* L'humeur vitrée a, dans bien des cas, une grande
» tendance à s'échapper avec la cataracte, lorsque la
» cornée est ouverte; et la méthode qui exerce le moins
» de compression a bien de la peine à l'empêcher. Alors
» les instrumens qui pressent le globe en opérant, doi-
» vent souvent faire éprouver cet accident. Je pourrais
» citer bien des observations de cette espèce, et, dans
» le moment où j'écris, je puis en produire de toutes
» récentes, sur des personnes fort connues. Elles ont été
» opérées d'un œil avec l'instrument de M. *Guérin* cor-
» rigé, *et le globe s'est vidé pendant l'opération; le*
» *traitement ensuite a été long, douloureux, et le terme*
» *a été l'aveuglement.* J'ai opéré l'œil, resté intact,
» chez chacun de ces malades, et le succès le plus com-
» plet a suivi l'opération. L'humeur vitrée ne s'est point

» écoulée, malgré qu'elle se présentât à l'ouverture ; le
» cristallin opaque n'est sorti qu'à ma volonté, la mé-
» thode que j'emploie n'obligeant à aucune compression.
» S'il le fallait, je pourrais produire les preuves maté-
» rielles de ce que je viens d'avancer, en nommant les
» malades ; mais rien n'est plus éloigné de ma pensée
» que d'offenser personne.

» *L'application sur l'œil ne s'en fait point cependant*
» *sans d'assez grandes difficultés, eu égard à la grande*
» *mobilité des yeux, au volume de la cornée, qui*
» *n'étant point la même chez tous les individus,* exigera
» des anneaux plus ou moins grands. En faisant usage
» de cette méthode, *on courra souvent risque de prati-*
» *quer une incision beaucoup trop petite, et de blesser*
» *l'iris qui se trouve convexe chez quelques malades.*

» Un inconvénient qu'on éprouve en l'employant, et
» qui a été expérimenté par deux praticiens éclairés qui
» me l'ont attesté, *c'est de ne point toujours achever*
» *l'ouverture de la cornée d'un trait. Aussi est-il arrivé*
» *que la lame restait suspendue à l'œil, retenue par*
» *l'angle de la membrane qui n'avait point été coupée*
» *par en bas, et dont il avait fallu terminer la section*
» *à l'aide des ciseaux. Quelle que soit la cause de cet*
» *événement, il fournit matière à critique.* »

Sabatier, dans sa Médecine opératoire, après avoir
exposé les détails descriptifs de l'instrument de *Guérin,*
et l'avoir mis en parallèle avec celui de *Dumont,* auquel
cependant il donne la préférence, conclut en ces termes :

(1) « Peut-être la promptitude et la précision avec la-
» quelle ces instrumens agissent, sont-elles plus que
» compensées *par la secousse et la commotion qui en*
» *sont l'effet.* Il faut d'ailleurs qu'ils soient appliqués avec
» une grande exactitude, *pour que la cornée soit incisée*
» *comme elle doit l'être, et le plus léger mouvement de*
» *la part du malade ou du chirurgien suffirait pour*
» *donner un résultat vicieux.* Il est vraisemblable que
» lorsque l'*illusion sera dissipée,* on en reviendra au
» couteau de *Wenzel,* et qu'on ne confiera plus le suc-
» cès d'une opération si délicate *à l'action d'un ressort*
» *qui agit de la même façon dans toutes les circon-*
» *stances.* »

M. le professeur baron *Boyer,* de l'école de Paris, et
chirurgien en chef de l'hôpital de la Charité, dit dans
son Traité des maladies chirurgicales (2) : « Tous les in-
» strumens proposés dans le but de maintenir l'œil im-
» mobile *sont nuisibles par la compression qu'ils exer-*
» *cent ;* ils augmentent la mobilité de l'œil par la gêne
» qu'ils causent : aussi a-t-on renoncé à leur usage. On
» a renoncé de même *aux instrumens mécaniques et*
» *très-compliqués de MM.* Guérin *et* Dumont, *qui ser-*
» *vaient tout à la fois à fixer le globe de l'œil et à*
» *inciser la cornée transparente.* »

(1) De la médecine opératoire, par *Sabatier.* Paris, 1810, 2me. éd.,
tom. III, p. 109.

(2) Traité des maladies chirurgicales, et des opérations qui leur
conviennent ; par M. le baron *Boyer,* etc. Paris, 1822, t. V, p. 527.

M. le professeur *Delpech,* de Montpellier, dans son article *Cataracte* du Dictionnaire des sciences médicales, s'exprime en ces termes (1) : « *Nous ne compterons pour* » *rien les instrumens de* Guérin *et de* Dumont, *etc.* »

M. le docteur *Weller,* médecin oculiste de la ville de Dresde, dans son Traité théorique et pratique des maladies des yeux, parle ainsi : (2) « *Wenzel* perfectionna et » simplifia le procédé de l'extraction; *Guérin de Bor-* » *deaux le compliqua au contraire par l'invention de son* » *instrument pour faire la section de la cornée, etc.* »

M. le prof. *Richerand,* dans l'Histoire des progrès récens de la chirurgie française, a écrit : (3) « Bien que les » instrumens inventés par *Guérin* et *Dumont* pour l'ex- » traction de la cataracte, et le procédé renouvelé par » *Langenbeck* pour l'abaisser en perçant la partie infé- » rieure de la cornée transparente, et en portant l'aiguille » sur le cristallin par l'ouverture de la pupille, n'aient obte- » nu qu'un succès éphémère, et soient tombés dans l'oubli, » nous ne devons point passer sous silence ces tentatives » ingénieuses. Toutefois, il est également juste de les » conserver dans l'histoire de l'art, *et de les exclure de*

(1) Dictionnaire des sciences médicales, t. IV, p. 511.

(2) Traité théorique et pratique des maladies des yeux; par M. le docteur *Weller,* médecin oculiste de la ville de Dresde : traduit de l'allemand, sur la 3me. édition, par F. J. Riester; augmenté de notes, par L. Jallat, D. M. Paris, 1828, t. Ier., p. 304.

(3) Histoire des progrès récens de la chirurgie; par le chevalier *Richerand,* prof., etc. Paris, 1825, pages 28 et 29.

» *sa pratique.* Soumis à l'Académie royale de chirurgie
» vers les derniers temps de son existence, les instru-
» mens de MM. *Guérin* et *Dumont* semblèrent d'abord
» devoir rendre facile et vulgaire l'une des opérations les
» plus délicates et les plus difficiles. L'action aveugle d'un
» ressort était substituée à l'adresse d'une main expéri-
» mentée; mais on s'aperçut bientôt que ces instrumens
» mécaniques, agissant toujours et nécessairement de la
» même manière, dans une opération dont les circon-
» stances sont infiniment variables, *le très-petit nombre*
» *de succès obtenus n'étaient dus qu'au hasard.* L'ophthal-
» mostate annulaire qui fait partie de la machine présente
» *tous les inconvéniens attachés aux instrumens de ce*
» *genre; incapables de fixer un organe essentiellement*
» *mobile, il laisse la lame partir au moment de la dé-*
» *tente du ressort, transpercer la cornée dans la posi-*
» *tion actuelle de l'œil, qui se trouve ainsi traversé de*
» *telle sorte que le plus souvent la section de la cornée*
» *est irrégulière, ou incomplète et insuffisante pour don-*
» *ner issue au cristallin. Ajoutez la vive commotion im-*
» *primée au globe, ébranlement dangereux qui souvent*
» *en bouleverse l'organisation délicate, et vous ne serez*
» *point surpris que les machines à cataracte de MM.*
» Guérin *et* Dumont *aient été entièrement abandonnées.* »

Le même professeur dit encore dans sa Nosographie
chirurgicale (1) : « On peut voir dans le traité de méde-

(1) Nosographie chirurgicale; par Anthelme *Richerand,* prof., etc.
Paris, 1812; 3me. édition, t. II, p. 100.

» cine opératoire du professeur *Sabatier*, la description
» de la *machine* à cataracte, inventée par *Guérin* : quel-
» que ingénieux que soit cet instrument, *il manque de*
» *succès entre les mains les plus habiles ;* qu'arrivera-t-il
» donc lorsqu'il sera manié par des ignorans enhardis
» par la facilité de son application? Ce n'est jamais à
» la mécanique d'un instrument qu'il faut attacher la
» perfection d'un procédé opératoire, mais à la dextérité
» de la main qui l'exécute. »

M. J. *Cloquet*, de Paris, chirurgien de l'hôpital Saint-
Louis, dans son article *Cataracte* du Dictionnaire de médecine en 18 volumes, s'énonce comme il suit (1) : « On
» a cherché des moyens de rendre encore plus simple
» cette opération, en employant des instrumens mécani-
» ques propres tout à la fois à fixer l'œil, et à inciser la
» cornée transparente avec une vîtesse qui ne laissât
» rien à craindre de la mobilité du globe oculaire. *Guérin*,
» chirurgien de Bordeaux, et *Dumont*, garde-côte en
» Normandie, ancien élève en chirurgie, ont imaginé
» chacun un instrument destiné à remplir ce double but.
» Ces deux instrumens, peu différens l'un de l'autre, se
» composent d'un anneau dans lequel on engage la partie
» antérieure de l'œil, et d'une lame fort tranchante, la-
» quelle passe avec rapidité au moyen d'un ressort qui
» se débande derrière l'anneau, et incise la cornée. Les
» nombreux inconvéniens que présentent ces machines,

(1) Dictionnaire de médecine en 18 volumes, art. *Cataracte*. Paris,
1822; t. IV, p. 398.

» fort ingénieuses d'ailleurs, ont empêché qu'elles ne soient
» généralement adoptées. On n'a point voulu abandonner
» à l'action mécanique de ces instrumens une opération
» aussi délicate que celle de la cataracte. Feu M. *Lau-*
» *monier,* chirurgien en chef de l'Hôtel-Dieu de Rouen,
» se servait, pour opérer la cataracte, d'un instrument
» semblable à celui de *Guérin,* auquel il avait fait subir
» quelques modifications avantageuses, *et cependant les*
» *inconvéniens qu'il offrait encore entre les mains de ce*
» *célèbre opérateur, et dont j'ai été plusieurs fois le té-*
» *moin, le rendait bien inférieur au couteau de* Wenzel
» *habilement conduit.* »

MM. les docteurs *Roche* et *Sanson,* dans leurs Nouveaux élémens de pathologie médico-chirurgicale, après
avoir réfuté l'usage des instrumens mécaniques de *Guérin*
et *Dumont,* terminent en ces termes (1) : « *Enfin, l'ac-*
» *tion de ces instrumens n'est pas toujours sûre ; nous*
» *avons vu celui de* Guérin *percer la cornée de part en*
» *part, et rester suspendu à cette membrane qu'il n'a-*
» *vait pu inciser complètement.* ❡*outes ces raisons les*
» *ont fait abandonner des praticiens.* »

M. le docteur *Sanson,* dans son article *Cataracte* du
Dictionnaire de médecine et de chirurgie pratiques (2),

_____

(1) Nouveaux élémens de pathologie chirurgicale, ou Précis théorique et pratique de médecine et de chirurgie; par MM. *Roche* et
Sanson. Paris, 1828, chez Baillière ; t. IV, p. 1241.

(2) Dictionnaire de médecine et de chirurgie pratiques en quinze
volumes. Paris, 1830, chez Méquignon-Marvis et Baillière ; t. V, p. 68.

reproduit les argumens qu'il a déjà avancés dans son premier ouvrage contre les instrumens mécaniques, et ajoute : « Outre ces inconvéniens, ces instrumens en pré- » sentent un autre qui résulte *du peu de sûreté de leur* » *action. J'ai vu celui de* Guérin, *après avoir percé la* » *cornée de part en part, rester suspendu à la partie* » *antérieure du globe de l'œil, parce qu'il n'avait pas* » *achevé la section de cette membrane. Toutes ces rai-* » *sons doivent en faire abandonner l'usage.* »

M. *Demours,* célèbre oculiste de Paris, dans son *Traité des maladies des yeux* (1), et dans son *Précis des maladies des yeux* (2), n'a point fait l'honneur de la réfutation à l'instrument de *Guérin.*

M. le docteur *Lawrence*, qui jouit à Londres d'une grande réputation, dans son intéressant ouvrage qu'il a publié récemment (3), n'a pas dit un mot de cet ophthalmostate. Le silence de ces deux grands médecins nous donne la mesure de leurs sentimens.

Les opinions des écrivains célèbres que je viens de vous citer devraient, ce me semble, suffire pour réprouver l'usage d'un instrument aussi dangereux, de la description

(1) Traité des maladies des yeux, par A. P. *Demours ;* 4 vol. avec planches. Paris, 1818.

(2) Précis théorique et pratique sur les maladies des yeux, par le même. Paris, 1821.

(3) Traité pratique sur les maladies des yeux, etc., par le docteur W. *Lawrence ;* traduit de l'anglais, avec des notes, par le docteur C. Billard (d'Angers). Paris, 1830.

duquel je ne m'occuperai point spécialement, attendu qu'elle nous a été fournie par M. *de Wenzel*. S'il était nécessaire de multiplier les opinions contraires à cette machine, quelques nouvelles recherches bibliographiques rendraient cette tâche facile. Mais bornons-nous à ces citations, pour me laisser l'occasion, à l'exemple de ces grands maîtres, de payer mon tribut à la science. Dans l'examen que nous allons faire du mode d'action de l'ophthalmostate de *Guérin*, nous apporterons le secours et les lumières des mathématiques. Vous trouverez, je l'espère, ma démonstration nouvelle basée sur des raisons encore plus péremptoires que celles que vous venez de lire.

1°. *Il ne faut point fixer l'œil par une compression dans l'opération de la cataracte par extraction*, disent les grands maîtres. Ce précepte est rigoureux. Il n'appartient donc qu'à une main délicate, légère, sûre, de saisir le moment de l'immobilité naturelle du globe, ou l'état de simultanéité de l'action des muscles moteurs, pour transpercer hardiment la cornée transparente.

Guérin a ajouté un anneau à son instrument afin de rendre l'œil immobile. Ce moyen est insuffisant. La sensibilité de l'œil est si exaltée, que l'approche de tout corps étranger vers cet organe met ses muscles en convulsion. Lorsque cette action physiologique a été déterminée sous l'influence de la frayeur de l'opération, frayeur naturelle à tous les malades, les six muscles moteurs roulent le globe dans l'orbite en tous les sens. Comment

enrayer alors ses mouvemens insolites au moyen d'un
anneau qui vient s'appuyer sur le globe? Viendra-t-on
nous parler de modifier la sensibilité locale par l'habi-
tude de présenter quelques jours à l'avance l'instrument
sur le globe? Mais ce contact de l'instrument ne s'opère
que sur la conjonctive qui avoisine le limbe de la cornée,
et ce n'est point de cette membrane que dépend la sensibilité de l'œil. Ce n'est que par une forte compression
sur le globe que l'on peut espérer de rendre l'œil immobile ; or, nous allons examiner les dangers de cette compression.

2°. L'anneau de l'ophthalmostate étant posé sur l'œil doit
être placé sur les bords du limbe de la cornée transparente : il ne doit être en contact avec le globe que par
une ligne circulaire. La cornée remplit l'espace formé
par l'anneau. La pression faite sur un corps de forme
sphérique, rempli de liquide, et selon une circonférence
plus petite que sa plus grande circonférence, porte consécutivement son effort sur la partie la plus éloignée du
corps globuleux , c'est-à-dire sur l'extrémité postérieure
de l'axe de l'œil, dans le cas qui nous occupe. Cette
action doit s'exercer uniformément, si la compression
circulaire est exacte, jusqu'au point le plus profond de
l'axe de l'œil, suivant des courbes tracées sur toute la
surface des parois du globe. La pression médiate que
vous faites alors exercer à la partie postérieure du globe
de l'œil contre les parois de l'orbite, réagit sur les
parties liquides qui composent le globe, et produit un

refoulement de derrière en avant. Dans ce cas l'humeur vitrée refoule en avant le cristallin et son enveloppe, lesquels refoulent à leur tour l'iris vers la chambre antérieure, et lui font prendre une forme convexe au lieu du plan vertical qu'il forme naturellement. Nous allons voir tout-à-l'heure comment la *faulx* de l'ophthalmostate opérera sur ces parties, qui auront perdu leur position normale.

3°. *L'incision de la cornée transparente doit être faite en commençant à un quart de ligne du limbe, dans une direction oblique de haut en bas, de dehors en dedans,* SUIVANT UN PLAN PARALLÈLE A L'IRIS, *et selon le plus grand diamètre de cette membrane.* C'est encore un précepte donné par tous les auteurs, et suivi par les grands opérateurs. L'ophthalmostate de *Guérin* agit au contraire horizontalement de droite à gauche, et *vice versâ,* eu égard à l'œil qu'on opère, en parcourant une ligne courbe dans la chambre antérieure, dont la convexité se présente vers l'iris, et pratique sur la cornée une incision plus petite que le plus grand diamètre, ainsi que je vais vous le démontrer.

La lame de cet instrument est fixée à l'extrémité d'une tige avec laquelle elle forme un angle presque droit. (*Voy. fig.* 1re.) Cette tige, mise en jeu au moyen du ressort, lorsque la détente a eu lieu, pivote par son extrémité inférieure au point *A.* Si de l'extrémité *B* de la lame vous tirez une ligne droite jusqu'au point *A,* vous aurez une ligne *A B* qui représentera le rayon du seg-

ment de la circonférence *B C* que décrira, dans sa marche, la pointe de la lame. Tous les points du tranchant
de la lame décriront également autant de segmens de
circonférence, mais dont les rayons seront inégaux.
Ainsi, dès que cette lame agira au moyen de la mécanique, elle percera la cornée du côté de l'angle externe,
se dirigera vers l'iris au lieu de l'éviter, et, après avoir
labouré sur cette membrane, elle ira transpercer la cornée
du côté opposé, ayant décrit le segment *B C*. L'iris
deviendra d'autant plus la proie de cette faulx destruc-
tive, que, par la compression obligée du globe, il aura
éprouvé un changement de forme, comme je vous l'ai
montré précédemment, et parce qu'il est dans la nature
de cet instrument d'inciser tout ce qu'il rencontre sur
son passage. Voilà donc précisément le contraire du
premier point de la proposition énoncée ci-dessus.

Plus la section de la cornée transparente sera grande,
moins il faudra exercer de compression sur le globe de
l'œil pour obtenir l'énucléation du cristallin, et de
combien d'accidens consécutifs ne serez-vous pas délivré
au moyen d'une issue aisée de la cataracte? Mais, afin que
la section faite avec le cératotome de *Richter*, généralement employé pour cette opération, suive le plus grand diamètre de la cornée, il faut qu'elle commence à une demi-
ligne, ou plutôt à un quart de ligne du limbe, et qu'elle
aboutisse du côté diamétralement opposé; cette section
atteindra alors la moitié de cette membrane suivant une
incision de forme ellipsoïde; or, je le demande, si la lame

de l'ophthalmostate entame la cornée au point prescrit, qui peut se promettre de garantir l'iris aussitôt qu'elle pénétrera dans la chambre antérieure? L'iris et la cornée étant incisées, qui pourra assurer que l'humeur vitrée ne s'écoulera point, et par conséquent que l'œil ne se videra pas? Et si, pour éviter de léser l'iris, vous faites tomber la pointe de la lame à une ligne ou à une ligne et demie en avant du limbe, il arrivera alors que l'incision de la cornée sera trop petite, et que l'extraction du cristallin ne pourra pas s'opérer. A cet égard, voici ce que vous lirez dans l'ouvrage très-savant de M. *Demours :* « Mon » opinion est que sur vingt yeux perdus après l'opé- » ration de la cataracte, dix-sept verraient, si l'incision » placée convenablement avait une ligne de plus de » longueur (1). »

Afin de prévenir le décollement de l'iris, quand la cataracte fait éruption, et empêcher par conséquent l'évacuation de l'humeur vitrée; puis afin d'obtenir une cicatrice consécutive qui soit placée sur le côté externe de l'œil, de manière qu'elle ne gêne pas la vision, et enfin pour que les paupières en se rapprochant ne désunissent pas les bords de la plaie, il faut que la section de la cornée soit faite de dehors en dedans, et de haut en bas. Celle que pratique la faulx de l'ophthalmostate est, au contraire, placée à la partie inférieure de la cornée, et va du petit au grand angle de l'œil.

(1) Voyez ouvrage déjà cité, p. 511.

Vous voyez donc que l'instrument de *Guérin* ne remplit aucune des conditions les plus essentielles pour assurer un succès complet dans l'opération de la cataracte; il doit donc être exclus de la pratique de tout médecin qui met à honneur de répondre à la confiance que ses malades ont placée en lui, et qui se sent ému devant la gloire d'un succès et la perfection de son art.

4°. La commotion que l'instrument fait éprouver au globe de l'œil est inhérente à l'action de cette mécanique, dont la lame, montée sur une tige, est mise en jeu au moyen d'un ressort, ainsi qu'il a été dit. Après avoir incisé tout ce qu'elle doit inciser avec la *rapidité de l'éclair*, elle est arrêtée, tout-à-coup, du côté opposé, sur les parois de l'instrument, d'où résulte un choc violent. Or, il est dans la nature du choc de se communiquer aux parties contiguës du corps sur lequel le choc s'opère; l'instrument se trouvant donc fortement appliqué sur l'œil, il en résultera que la commotion pénétrera toutes ses parties (1). Je vous exposerai plus

(1) M. Thierri, négociant de Bordeaux, demeurant rue Borie, aux Chartrons, fut opéré de la cataracte, de l'œil gauche, au mois d'août dernier, par un médecin de Bordeaux, au moyen de l'instrument à ressort. Ce malade nous a rapporté, à M. le docteur *Bonnet* et à moi, qu'aussitôt que la détente eut lieu, la commotion que cet instrument lui imprima fut si forte, qu'il crut avoir reçu un coup de *pistolet dans l'œil*, et que cet organe était sorti de la tête. Il resta consécutivement quarante-cinq jours dans sa chambre, où il a eu à supporter des souffrances atroces. Aujourd'hui il est attaqué, par suite de cette opération, d'un leucoma qui s'étend de la partie inférieure jusque près du centre de la cornée. La cicatrice est fort irrégulière; l'iris, ayant

bas les dangers de cette commotion, lorsqu'elle s'opère sur un organe aussi délicat.

5°. Après avoir incisé la cornée transparente avec l'instrument de *Guérin*, le plus souvent on voit l'œil se vider immédiatement. Cet accident s'explique facilement : pour fixer le globe, il faut exercer avec l'anneau une forte pression sur cet organe, comme nous l'avons dit; aussitôt que vous avez détendu le ressort, la lame traverse l'œil avec une promptitude indicible ; eh ! qui peut être assez sûr de soi pour cesser la compression au moment même que la lame aura incisé les parties? Cette simultanéité d'action ne demande-t-elle pas un temps moral? Ainsi la compression s'exerçant encore lorsque l'incision de la cornée vient d'être terminée, les humeurs de l'œil doivent nécessairement être évacuées.

6°. Quelquefois la lame de l'ophthalmostate, ne pouvant achever l'incision de la cornée, reste suspendue à l'œil.

fait une procidence, et resté entre les bords de la plaie, cet accident a occasionné une éraillure en bas de l'ouverture pupillaire. Ce malade ne perçoit de cet œil que très-incomplètement les objets, malgré tous les soins qu'on lui a prodigués.

Le 16 avril dernier, en présence de mon confrère, M. *Bonnet*, médecin ordinaire du malade, et de M. Royer, beau-frère de ce dernier, j'ai opéré l'œil droit atteint également de la cataracte, en employant la méthode que j'ai décrite dans ma lettre sur cette opération. L'opération fut simple, et ne fut suivie d'aucune espèce de douleur. Au sixième jour je levai l'appareil, et M. Thierri distingua parfaitement les traits de toutes les personnes présentes, l'œil étant dans les conditions les plus heureuses. Au neuvième jour le malade alla déjeûner et dîner avec sa famille, n'ayant sur les yeux que des lunettes bleues.

M. *de Wenzel* a connu deux témoins dignes de foi qui lui ont attesté ce fait. M. le docteur *Sanson* a vu lui-même cet incident fâcheux. N'y a-t-il pas des médecins à Bordeaux, qui, ayant quelquefois vu opérer avec cet instrument, ou ayant opéré eux-mêmes, ont également été témoins de cet accident, accident affreux d'abord pour le malade, et ensuite pour la responsabilité de l'opérateur? Je m'abstiendrai de toute citation à cet égard, afin de ne déplaire à personne. Il importe cependant que j'arrête un instant votre attention sur la cause de cette incurie.

La cornée chez tous les malades n'a pas la même densité. Celle-ci varie considérablement; il est des cornées très-*coriaces* sous le tranchant du bistouri; celles-là demandent plus de force pour être incisées. Cette observation est du domaine de l'expérience; elle appartient à tout le monde.

Du moment que le ressort est détendu, il perd sa force par degrés. Ainsi, je suppose que la tige qui supporte la lame, destinée à percer la cornée, ait été poussée avec une force comme douze; lorsque cette lame, en parcourant le segment de circonférence qu'elle doit parcourir, arrivera près de son terme, elle ne sera poussée alors qu'avec une force comme neuf, six ou trois, selon la distance qu'elle aura parcourue. Cette force sera donc insuffisante pour achever la section, et l'instrument restera suspendu à l'œil. Quelle pénible position!!!

Mais supposons que vous ayiez un ressort assez puissant

pour transpercer toutes les cornées, quelle qu'en soit la nature, qu'en résultera-t-il ? C'est que la commotion que l'instrument imprimera à l'œil sera en raison de cette force, et vous avez entendu M. le professeur *Richerand* apprécier la commotion à sa juste valeur, ainsi que les conséquences qu'elle entraîne. Voici mon opinion à cet égard.

La commotion produit la torpeur dans l'exercice des lois vitales de l'organe dans lequel ce phénomène se produit; la myotilité de l'œil en est lésée; quand on veut aller lacérer la membrane cristalloïde, le malade n'est plus maître de porter le globe à droite ou à gauche : celui-ci reste fixe dans la position où il se trouve actuellement; il n'obéit plus à la volonté. Cependant vous ne ferez point l'*énucléation* de la cataracte sans avoir au préalable déchiré la membrane qui l'emprisonne, et ne croyez pas que ce soit le temps le plus facile et le moins important du manuel de l'opération.

La torpeur produit encore dans la cornée une espèce de *prolapsus ;* dans cet état, cette membrane flotte passivement devant l'œil ayant perdu sa forme sphérique. Lorsque les paupières viendront à être appliquées sur le globe, les bords de l'incision ne seront pas exactement en contact; le lambeau supérieur dépassera le bord inférieur de la plaie, ce qui occasionnera une grande difficulté dans le travail de l'adhésion plastique, une difformité dans la cicatrice de la cornée, et par conséquent une lésion des lois physiques de la vision.

Ajoutez à tous ces accidens le développement de l'in-
flammation consécutive, dont l'intensité sera toujours
relative au degré de fatigue et de commotion que l'organe
opéré aura éprouvé, et vous aurez la raison des insuccès
presque constans de l'ophthalmostate de *Guérin*.

Les argumens que je vous ai exposés jusqu'ici ne por-
tent que sur les vices de cette mécanique. Nous en trou-
verons de nouveaux dans les parties constituantes de
l'œil.

N'est-il pas évident que la cornée transparente n'a
point le même diamètre chez tous les individus? Elle
varie de même sous le rapport de sa convexité plus ou
moins prononcée. La cornée d'un presbyte n'a point la
même forme que celle d'un myope. Ces modifications
physiques sont donc très-importantes à considérer dans
l'exécution de l'opération de la cataracte. Leur seule
appréciation condamne l'usage d'un instrument dont le
mode d'action est toujours le même dans des circonstances infiniment différentes, circonstances susceptibles
d'exiger des manœuvres *ad hoc,* lesquelles ressortent spécialement du génie et de l'habileté de l'opérateur.

L'état pathologique des yeux doit encore déterminer
le chirurgien dans le choix des méthodes d'opérer, soit
par abaissement, soit par extraction. A cet égard vous
consulterez avec avantage les auteurs classiques. Vous
verrez que le médecin opérant qui, dans sa pratique,
voudrait obstinément faire passer tous les yeux atteints
de la cataracte qu'il aurait à opérer à la filière de l'oph-

thalmostate de *Guérin*, serait un médecin très-téméraire,
très-imprudent et très-peu habile.

7°. Pour faire ressortir avec plus d'évidence et plus
de précision les vices de l'ophthalmostate, supposons que
l'œil soit divisé d'avant en arrière en deux hémisphères
égaux par un plan horizontal passant par le centre de la
cornée; représentons au trait la surface de l'hémisphère
inférieur sur lequel nous verrons agir la lame de l'ophthalmostate; supposant encore que cet instrument se trouve
en contact avec le globe oculaire, tel que nous le montrent
les figures 2me. et 3me., sur lesquelles nous développerons
les démonstrations suivantes.

Jusqu'ici nous avons raisonné dans la supposition que
l'instrument posé sur l'œil peut y être placé dans une
situation exactement perpendiculaire, et y être maintenu
sans déviation pendant l'acte de l'opération. Mais, afin
que les choses puissent se passer ainsi, il faut : 1°. que
la ligne qui part du point D (*fig.* 2me.), point sur lequel
pivote la tige $D\ E$, tombe perpendiculairement sur le
centre de la cornée au point I ; qu'elle passe au milieu
de la prunelle au point e ; qu'elle traverse le point
central du cristallin, d'où elle se rendra dans le fond
de l'orbite. 2°. Il faut que les lignes $D\ F$ et $D\ G$, tirées
du point D, soient égales, le point F étant le lieu par
lequel la pointe de la lame pénètre dans la chambre antérieure, et le point G étant celui par lequel elle en sort.
3°. Si vous supposez maintenant une ligne droite qui
réunisse ces deux points, vous aurez la ligne $G\ F$ néces-

sairement parallèle à l'iris , coupant la perpendiculaire
D X à angles droits au point a , d'où résulte deux trian-
gles rectangles D à G et D à F parfaitement égaux. Voyez
maintenant si vous vous sentirez assez habile pour remplir exactement toutes ces conditions en plaçant une
mécanique sur un organe de forme sphérique et de nature
essentiellement mobile. Le hasard seul peut, ce me semble , présider à la coïncidence de tant de conditions indispensables pour produire un succès.

8°. De la difficulté de maintenir l'instrument dans la
position que nous venons de décrire, découlent naturellement les positions vicieuses qu'il doit prendre en opérant. Ces positions dépendent de l'opérateur ou de la
mobilité du globe : dans le premier cas, soit par émotion,
soit par inadvertance; soit par un faux calcul, l'instrument pourra être placé sur l'œil un peu plus à droite ou
à gauche; dans le second cas, l'action des muscles moteurs pourra entraîner le globe, et le faire dévier de son
axe naturel. Dans l'un et l'autre cas, l'effet sera le même,
quant aux ravages qu'entraînera le mode d'action de
l'ophthalmostate. Ainsi, par exemple, supposons que l'instrument soit placé en dedans de la perpendiculaire Y P
(*fig.* 5ᵐᵉ.) , le point M sera le point sur lequel pivotera
la tige M N. Dès que le ressort sera détendu , la lame
entrera dans la cornée au point O, à une ou deux lignes
en avant de son limbe. Dans sa marche elle incisera
d'avant en arrière l'iris, les procès ciliaires, l'uvée, la
membrane cristalloïde, le cristallin; et d'arrière en avant

les membranes hyaloïde, la sclérotique, la conjonctive, et sortira de l'œil au point Q, après avoir décrit le segment de circonférence $N\ Q$. L'évacuation subite des humeurs de l'œil sera la conséquence naturelle de cette impéritie.

Si vous supposez que l'instrument soit placé en dehors de la perpendiculaire, la lame entrera alors dans l'œil en tombant sur la sclérotique, et viendra sortir sur la cornée, du côté interne, à une distance plus ou moins grande du limbe, selon le degré d'inclinaison que vous aurez donné à l'instrument. Ainsi, les positions vicieuses de l'ophthalmostate peuvent être très-nombreuses; mais les résultats de l'opération seront toujours les mêmes, c'est-à-dire la perte de l'œil, perte suivie de souffrances cruelles.

Telle est la réfutation de l'instrument de *Guérin*, de la manière que je l'ai conçue. Je désire vous avoir suffisamment éclairé, afin que vous éloigniez de votre pratique l'usage de cette *éventualité instrumentale*.

C'est ici le cas de vous répéter ce que je vous ai écrit dans ma lettre sur l'opération de la cataracte (1) : « Le

---

(1) Dans cette lettre, j'ai décrit la méthode que je mets en usage dans l'opération de la cataracte par extraction. Les efforts que j'ai faits pour y ajouter quelques perfections furent généreusement récompensés lorsque j'eus la faveur d'entendre la commission de l'Institut s'énoncer ainsi sur mon travail : « M. *Bancal*, qui, sans exclure aucune des » méthodes d'opérer la cataracte, a donné la préférence à celle de l'ex- » traction, n'a prétendu changer en aucune manière les procédés fon- » damentaux de cette opération; il l'a maintenue telle qu'elle lui a été » transmise par les praticiens les plus recommandables de notre temps, » et il faut convenir que, dans l'état où elle est aujourd'hui, elle ne

» sens le plus usuel, le plus utile, celui qui procure à
» l'homme le plus d'agrément dans le cours de son
» existence et dans le commerce de la vie, est sans
» contredit le sens de la vue. Aussi la maladie qui prive
» un individu de cette faculté de la vie de relation, et
» le retient long-temps dans les ténèbres, imprime dans
» son ame un chagrin, une inquiétude, une anxiété,
» qui ne cessent qu'avec la cause de la cécité. L'opé-
» ration qui a pour but de mettre un terme à cet état
» affreux, en lui rendant de nouveau les douces sensa-
» tions de la lumière, est donc aux yeux du philosophe
» une opération des plus précieuses et des plus impor-
» tantes.

» Si vous êtes pénétré de l'amour de notre belle pro-
» fession, si votre cœur recherche cette satisfaction qui
» est au-dessus de toutes, celle d'être utile à ses sembla-
» bles, vous trouverez dans l'opération de la cataracte
» un des moyens les plus prompts, les plus directs, les
» plus positifs, pour remplir vos vues d'humanité et de
» philantropie.

» Considérez bien, mon ami, que cette belle opération
» ne se borne pas toujours à l'inexprimable satisfaction
» de celui qui en a éprouvé le bienfait; souvent c'est une
» nombreuse famille au sein de laquelle vous ferez re-

» laisse que peu de chose à désirer. *Mais c'est justement ce peu de*
» *chose, échappé jusqu'à présent à la sagacité des meilleurs maî-*
» *tres, que M. Bancal s'est efforcé de saisir, et il nous semble*
» *qu'il y a assez bien réussi.* »

» naître la joie, le bonheur et l'espérance. Quelquefois
» ce sera un homme supérieur par ses talens et son mé-
» rite que vous pourrez conserver à la patrie. Enfin, il
» pourra se rencontrer un père de nombreuse famille,
» dont les soins et les travaux sont indispensables à l'en-
» tretien et à l'existence de ses enfans. Au cœur seul
» appartient de mesurer le bonheur que l'on éprouve en
» rendant la vue à ses semblables ! »

Je n'aime à apprendre que pour enseigner (1), a dit
un grand philosophe dont les œuvres font souvent le
sujet de mes méditations et de mes délices. Pénétré de
l'esprit de cette belle maxime, mon amitié a voulu se
montrer aujourd'hui à vous dans le soin que j'ai pris
de vous tracer cette lettre. Si l'expérience qui a déjà
rectifié mon jugement a pu me fournir des données
utiles pour votre instruction, j'aurai du plaisir à vous
les adresser. Nos premiers pas dans une carrière si
difficile ont besoin d'être éclairés. J'ai donc regardé
comme un devoir de vous signaler un écueil dans lequel vous auriez pu vous laisser aller au début de
votre pratique, et prévenir ainsi l'intention de viser
obliquement à la considération. Pour remplir cette
tâche, j'ai suivi l'impulsion de ma conscience, sans toutefois avoir calculé la faiblesse de mes moyens. J'ose espérer cependant que vous rendrez quelque justice aux

(1) Vie de *Sénèque*, par la Grange.

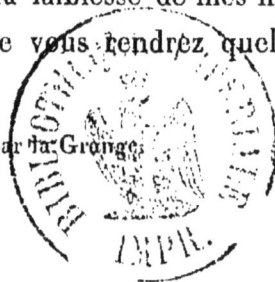

bonnes intentions que j'ai exprimées dans des vues d'utilité générale, et que j'aurai acquis de nouveaux droits à la bienveillance publique, de même qu'à la continuation de votre amitié.

Vale amicè.

BANCAL, D. M.

EXPLICATION DE LA PLANCHE.

Figure 1re.

Ophthalmostate de Guérin, monté et prêt à être employé. *b, b,* est la bascule qui laisse partir la lame lorsqu'on exerce une pression sur son extrémité inférieure. (*Voyez p.* 22.)

Figure 2me.

Elle représente une coupe de l'œil, d'avant en arrière, faite par un plan horizontal passant par le centre de la cornée transparente. L'instrument est supposé appuyé sur l'organe au moment de la détente du ressort qui fait agir la lame. (*Voyez p.* 30.)

Le mécanisme intérieur de l'instrument est vu à découvert. *z, z, z,* est le ressort qui fait agir la lame : *d, d,* est une coulisse dans laquelle glisse la tige de forme carrée *m, m ;* celle-ci sert à porter en avant ou en arrière, afin de la rapprocher ou de l'éloigner de l'anneau, la lame de l'ophthalmostate au moyen de la rondelle *n,* montée à pas de vis sur l'extrémité inférieure.

Figure 3me.

Elle représente la même coupe de l'œil que la figure précédente. L'instrument se trouvant posé sur l'organe en dedans de la perpendiculaire *Y, P,* la marche de la lame pénètre dans la chambre postérieure. (*Voyez p.*

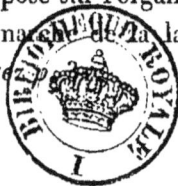

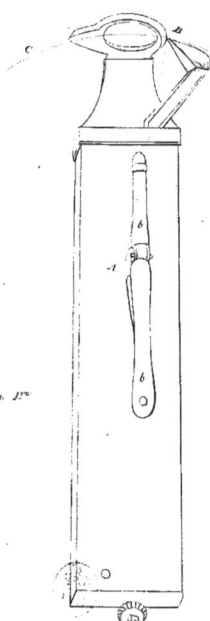

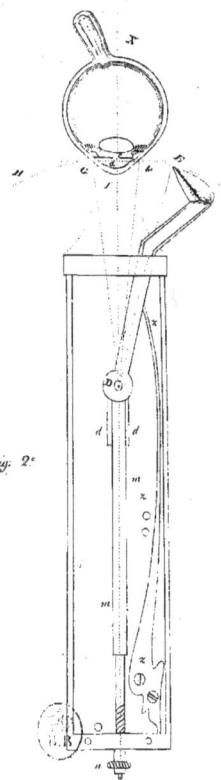

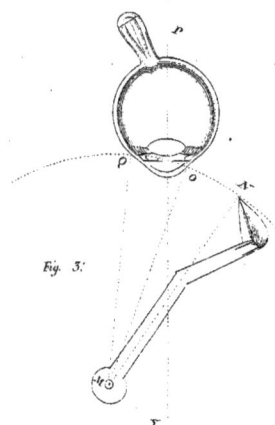

Fig. 1ʳᵉ

Fig. 2ᵉ

Fig. 3.

Litho. de Liège à Bordeaux

www.ingramcontent.com/pod-product-compliance
Lightning Source LLC
Chambersburg PA
CBHW071434200326
41520CB00014B/3679

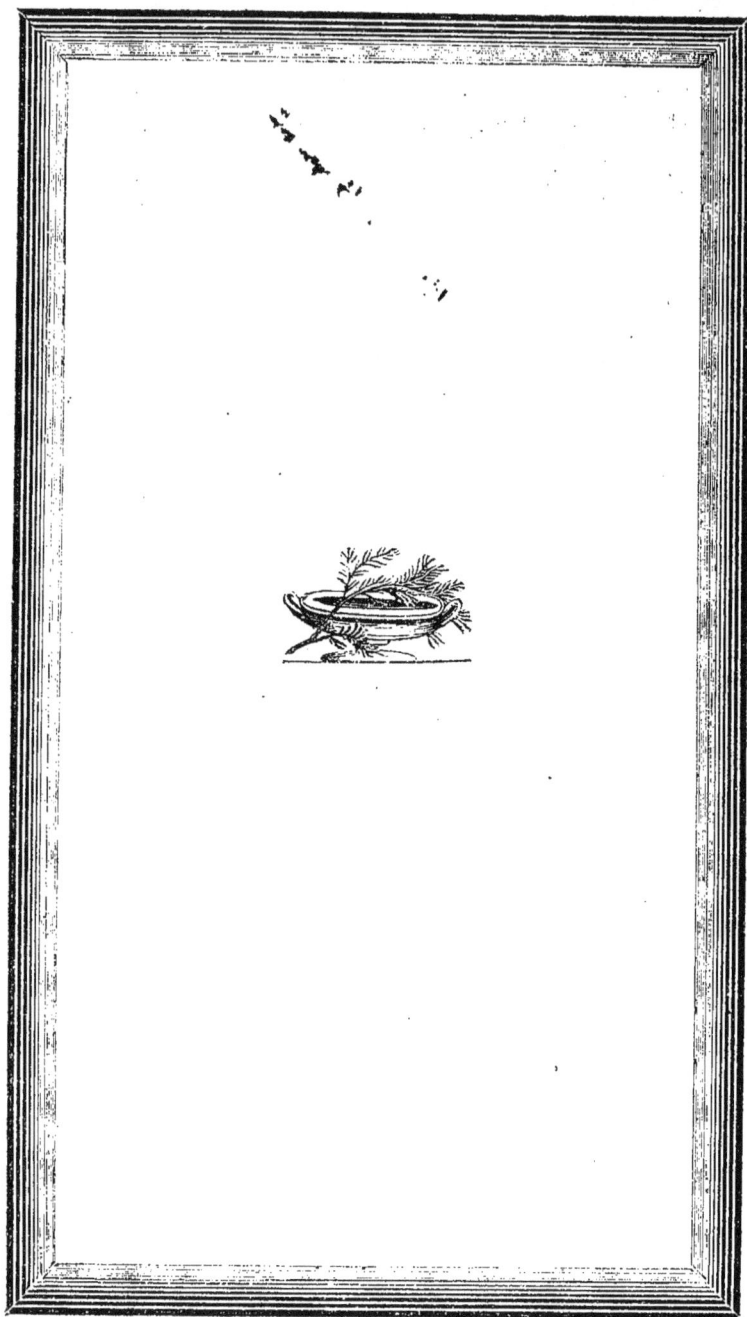